Dᴿ ALFRED GOTTSCHALK

* * *

Hygiène et Régime alimentaire des Arthritiques

L'ARTHRITISME n'est pas une maladie, à proprement parler, mais un état constitutionnel qui prédispose à certaines maladies, telles que *l'obésité, le diabète, la goutte, les coliques hépatiques ou néphrétiques, la gravelle, certaines formes de rhumatisme, l'asthme, la migraine, l'eczéma,* maladies des plus diverses en somme, mais qui n'en présentent pas moins une certaine parenté ; presque toujours, chez les malades qui en sont atteints, ou dans leur ascendance, on retrouve des attaques de goutte ou de rhumatisme, maladies qui étaient confondues par les anciens médecins sous le non d'**arthritis**.

I

LES CAUSES DE L'ARTHRITISME

En ne tenant compte que des faits présentant un intérêt pratique pour le traitement et en négligeant toutes les théories, on peut assigner à l'arthritisme trois causes primordiales.

La première, de beaucoup la plus importante quoique souvent méconnue, est la **suralimentation habituelle**, l'abus de nourriture, qui loin de fortifier comme on se l'imagine à tort, fatigue les organes chargés de digérer, d'assimiler les aliments et d'éliminer les déchets de la nutrition. L'estomac, l'intestin se fatiguent à la longue, réagissent par des dyspepsies (mauvaises digestions), des entérites, de la constipation ; le foie, par lequel passent les substances nutritives qui viennent de l'intestin, se congestionne, donne lieu à des douleurs, à des coliques hépatiques, à la jaunisse, etc. ; finalement le rein, qui est chargé d'éliminer la majeure partie des déchets de la nutrition, devient insuffisant à son tour, laisse passer dans l'urine des substances qu'il devrait retenir (albuminurie) en retient d'autres qu'il devrait éliminer et qui viennent empoisonner le sang (urémie).

L'abus de certains aliments, des viandes, surtout des abats, de quelques substances végétales (voir p. 10) augmente la quantité d'acide urique dans le sang et cette **surcharge urique** est également un élément important de l'arthritisme. Cet acide, très peu soluble, rend le sang plus visqueux (lorsqu'on appuye le pouce sur le dos de la main, on détermine une tache blanche qui disparaît très vite, le temps de compter jusqu'à trois, chez les sujets normaux ; lorsque le sang est trop visqueux, cette tache persiste plus longtemps) ; le sang plus épais circule mal, ce qui donne lieu au refroidissement des extrémités, aux engelures, etc., d'autre part, sous l'influence du froid, l'acide urique peut se déposer dans une articulation ou dans un muscle et amener une crise de goutte, un rhumatisme, un lumbago, un torticolis.

Il faut encore signaler l'influence de l'**insuffisance musculaire** qui résulte du défaut d'exercice, de la sédentarité; les muscles ne fonctionnant pas suffisamment s'atrophient, ne consomment plus les réserves nutritives qui leur sont destinées, ce qui contribue à encrasser l'organisme.

II

L'ARTHRITISME HÉRÉDITAIRE

L'ensemble des troubles que nous venons d'énumérer ne se manifeste que rarement chez le même individu, mais les organes lésés se retrouveront plus faibles, plus vulnérables dans la génération suivante, car l'arthritisme est avant tout une diathèse héréditaire et familiale.

A la première génération, il s'agit de sujets vigoureux, résistants, déployant une grande activité, qui seront, impunément en apparence, de gros mangeurs et de grands buveurs; très souvent cependant, quand on fait une enquête, on apprend que l'ancêtre débordant de santé, qui était bâti à chaux et à sable, qui défiait la maladie, n'a pas dépassé la soixantaine et qu'il a été terrassé, tout d'un coup, par une pneumonie ou par un « coup de sang, » comme ces chênes de la forêt qui paraissent devoir résister aux ans et que l'on est tout étonné de trouver vermoulus à l'intérieur, une fois qu'ils ont été abattus par l'orage.

A la génération suivante, les organes sont déjà beaucoup moins résistants, mais les enfants, tout en déployant moins d'activité, ont été entraînés à manger autant que leurs parents, aussi se verront-ils en proie à des malaises divers; leurs digestions deviennent pénibles et s'accompagnent de constipation, de congestion du foie, ce qui donne lieu à des douleurs, souvent attribuées à l'estomac; ils se sentiront fatigués le matin au réveil, souffriront de migraines, de névralgies, d'angines, d'eczéma, deviendront chauves de bonne heure; s'ils ne changent pas leur genre de vie, surtout si, se croyant affaiblis, ils exagèrent encore leur suralimentation, ils verront leurs malaises s'accoître; ils auront des sifflements, des bourdonnements dans les oreilles, des troubles passagers de la vue, des fourmillements dans les jambes, des démangeaisons, des palpitations, de l'essoufflement, de l'asthme, plus tard, vers la cinquantaine, au moment du retour d'âge, on verra s'installer une maladie plus grave, goutte, albuminurie ou diabète.

A la troisième génération, si un sang nouveau n'est pas venu régénérer la race, on assistera à des manifestations précoces de l'arthritisme, à de l'obésité infantile, à des maladies nerveuses, signes de dégénérescence qui amèneront l'extinction de la race.

III

HYGIÈNE GÉNÉRALE DE L'ARTHRITIQUE

Les notions que nous venons d'acquérir vont nous indiquer la marche à suivre pour traiter et pour prévenir les accidents arthritiques.

Hygiène physique. L'arthritique doit s'astreindre à un exercice physique qui n'a pas besoin d'être excessif, mais qui doit être régulier et quotidien, qui doit faire fonctionner tous les muscles.

Le premier de ces exercices est la marche. L'arthritique doit utiliser toutes les occasions de marcher, il doit aller à pied à ses occupations, rentrer à pied, autant qu'il sera possible. Il doit encore consacrer tous les jours, de préférence le matin au réveil, dix minutes au moins à des exercices de gymnastique, qui feront fonctionner tous les muscles (mouvements des bras, flexion et extension du tronc et des jambes; s'étendre sur le parquet et se relever sans le secours des bras, etc.). Il faudra aller graduellement sans pousser jusqu'à la fatigue ou la courbature; il est complètement inutile de s'encombrer d'appareils ou d'engins, les mouvements les plus simples étant les meilleurs.

On profitera des jours de loisir pour se livrer aux sports tels que la marche, la bicyclette, le canotage, le tennis, toujours en évitant le surmenage.

Hygiène de la peau et de la chevelure. Tous les matins, après les exercices de gymnastique qui auront suffisamment réchauffé le corps on fera une ablution rapide sur tout le corps avec de l'eau fraîche ou dégourdie; point n'est besoin de faire ruisseler l'eau dans un tub, il suffit de passer sur la peau une éponge ou une serviette mouillée et de se sécher rapidement; au cas où on aurait après cette ablution une sensation de froid, il faudrait faire encore quelques exercices. Le soir avant de se coucher on fera une friction sèche au gant de crin. Une fois par semaine, on prendra un bain pas trop chaud et pas trop prolongé.

Les cheveux ne seront pas coupés trop courts, ils seront nettoyés souvent, avec une lotion alcoolique ou par savonnage, en ayant bien soin de les lubréfier ensuite avec un corps gras, pour éviter qu'ils ne se dessèchent.

Hygiène de la respiration. L'arthritique devra s'habituer à respirer profondément; pour cela, le matin, il faudra rythmer les exercices au moyen des mouvements respiratoires, en s'efforçant à faire des inspirations lentes, dilatant la poitrine au maximum et suivies d'une expiration également lente. Ces exercices devront toujours se faire dans une pièce où la fenêtre aura été ouverte.

Hygiène du vêtement. Le vêtement, chez l'arthritique, ne doit exercer aucune compression entravant le cours du sang et ne gêner en rien le fonctionnement de la peau. Les vêtements de dessous seront amples, en tissu poreux, en fil de préférence, la flanelle a l'inconvénient de rendre la peau plus délicate, elle sera réservée pour les vêtements de sport, car, même mouillée, elle protège des refroidissements; les vêtements de dessus seront de coupe aisée; on évitera les jarretières, les ceintures serrées; chez la femme, le corset n'excercera aucune constriction au niveau de la taille ou de la poitrine; l'abdomen peut être légèrement maintenu. Les chaussures seront coupées de telle façon que les orteils y soient à l'aise et le chapeau devra être léger, sans surcharge d'ornements lourds chez la femme.

Hygiène de l'habitation. Il est préférable de se loger un peu loin du centre de ses affaires, ce qui oblige à faire une promenade avant de rentrer et permet de choisir un quartier plus aéré et plus ensoleillé ; il est à peine besoin d'ajouter que le logement ne devra jamais être humide. La pièce dans laquelle on se tiendra dans la journée sera la plus claire du logis ; il faudra avoir les mêmes préoccupations, quand on aura le choix, pour le local où l'on travaille. Le logement sera toujours largement aéré, en ouvrant tous les jours toutes les fenêtres ; la fenêtre ne sera jamais fermée entièrement dans la chambre à coucher. En ce qui concerne le chauffage, il faudra se méfier des appareils à combustion lente qui vicient toujours l'air ; le chauffage central dessèche un peu l'atmosphère ce à quoi on remédiera en faisant évaporer un peu d'eau.

Vacances, Cures thermales et atmosphériques. Le sédentaire profitera des quelques semaines où il peut délaisser ses occupations habituelles pour vivre au grand air, pour prendre de l'exercice, en ayant cependant toujours soin de ne pas faire d'exagération, car rien n'est plus nuisible que de se surmener pendant quelques semaines pour rester ensuite dans l'inaction absolue ; de nombreuses crises de rhumatismes, survenant au retour des vacances, n'ont pas d'autre origine.

Les cures thermales se trouvent souvent indiquées chez les arthritiques, mais elles doivent être déterminées par le médecin ; il faut se garder de les entreprendre au hasard ou sur le conseil de gens incompétents. Il est tout à fait illusoire de s'imaginer qu'en passant trois semaines dans une ville d'eaux on pourra se passer de régime ou de précautions d'hygiène le reste de l'année.

Les bains d'air consistent en une promenade matinale, dans un parc fermé ou même dans la campagne, en costume de bain ; le bain de soleil se prend nu, la tête simplement recouverte ; pendant une vingtaine de minutes, au maximum, dans un emplacement spécial, on expose le corps aux rayons du soleil. Ces deux cures, très en faveur à l'étranger, sont des plus utiles et on pourra souvent les pratiquer sans recourir à un établissement spécial.

Hygiène morale et intellectuelle. Il faut se borner ici à des conseils très généraux; l'arthritique devra s'efforcer de maîtriser ses passions, ne pas se laisser aller à la violence. Il devra réglementer sa vie, se lever, se coucher, manger à heures régulières. Au moment des repas il devra bannir toute préoccupation, éviter les discussions. Il faut aussi se mettre en garde contre le surmenage intellectuel, cette grande cause de troubles arthritiques; il y a plusieurs siècles que Sydenham disait déjà que « les imbéciles ne prennent pas la goutte ! »

IV

HYGIÈNE ALIMENTAIRE

Règles générales. Pour se défaire des habitudes de suralimentation qu'il a contractées, l'arthritique devra tout d'abord abandonner les préparations culinaires trop condimentées et trop raffinées, s'habituer à une alimentation simple, simplement préparée et en grande partie végétale.

Il devra aussi s'entraîner à mastiquer lentement, avec beaucoup de soin ; la mastication soigneuse facilite considérablement le travail de la digestion et permet de calmer la sensation de faim avec une moindre quantité d'aliments.

Les crudités, si souvent bannies des régimes par suite de craintes chimériques ont d'énormes avantages ; elles rassasient mieux et plus vite que les aliments cuits, aussi faudra-t-il toujours commencer au moins l'un des repas par un hors-d'œuvre végétal cru.

Il ne faut, en aucun cas, se mettre au travail en sortant de table; les dyspeptiques se trouveront bien de garder le repos à ce moment, ceux qui digèrent bien pourront faire une courte promenade.

Le nombre des repas sera au maximum de trois chez l'adulte; le premier repas, pris après le repos de la nuit, n'a pas besoin d'être très copieux; la nécessité d'un aliment ou d'une boisson chaude à ce moment est un simple préjugé. Le repas de midi ne sera pas trop copieux non plus chez les personnes ayant à travailler dans l'après-midi ; quand ce n'est pas le cas, il y a avantage à faire le repas principal au milieu de la journée. Le soir, il ne faut pas se coucher trop tôt après le dîner.

Le goûter est superflu chez l'adulte; chez l'enfant il devrait n'être composé que de pain et de fruits. Les thés, les *five o'clock* sont une grande cause de suralimentation, surtout chez la femme.

*
* *

Aliments donnant une abondante production d'acide urique ou oxalique. Ces aliments sont : La plupart des abats (ris de veau, d'agneau, cervelle, tête et pieds de veau, de mouton, de porc, tripes, gras-double, foie), laitances de poisson, caviar; haricots, lentilles, pois, pois chiches, fèves, flageolets, oseille, rhubarbe et, à un moindre degré, les épinards (la tomate contrairement à ce qu'on a cru longtemps n'a pas d'inconvénient), le cacao et le chocolat.

Ces aliments doivent être exclus du régime des goutteux et des arthritiques gravement atteints. Dans les cas légers, ils pourront être consommés d'une façon exceptionnelle.

V

LE RÉGIME DES ARTHRITIQUES

D'après les considérations précédentes, je diviserai en trois classes les régimes des arthritiques. Le régime A sera celui des goutteux, des malades avec insuffisance du foie; les régimes B et C seront ceux des sujets moins atteints ou déjà améliorés par le régime précédent.

Voici quelques menus :

Premier déjeuner.

A) Pain complet et fruits crus.

Pain complet et lait caillé.

Soupes aux légumes.

Bouillies au lait (pur ou coupé d'eau), à la semoule, au tapioca, au sagou, à l'arrow-root, aux crèmes de riz, d'orge, d'avoine, de froment, etc.

Bouillies à l'eau, à l'avoine (porridge), à l'orge. Avec un peu de beurre ou crème.

B) Bouillies de maïs (polenta, gaudes, millias). Café de malt au lait.

C) Thé léger au lait ou à la crème. Café léger, avec chicorée ou café de malt, au lait. Cacao dégraissé, pur, à l'avoine, à l'orge, etc. Chacun de ces repas sera complété avec pain, pain complet, pain grillé, biscottes, zwiebacks. Beurre (une coquille), compotes, confitures, miel.

Repas de midi.

A) 1° Un hors-d'œuvre végétal cru.

2° Un légume cuit.

3° Un légume ou plat farineux; deux œufs de temps à autre.

4° Un dessert ou entremets (sans œufs le jour où cet aliment figure comme plat).

B) Comme ci-dessus, en remplaçant deux fois par semaine le troisième plat par un plat de viande ou de poisson.

C) Comme ci-dessus, mais en donnant chaque jour un plat d'œufs ou de viande ou de poisson, garni de pommes de terre ou de légume farineux.

Repas du soir.

A) 1° Un potage (ou hors-d'œuvre comme à midi).

2° Un légume cuit.

3° Un légume ou plat farineux.

4° Un entremets.

B) Ajouter de temps à autre deux œufs.

C) Ajouter de temps à autre deux œufs ou un peu de viande froide ou jambon.

LES ALIMENTS DU RÉGIME

Le pain. Ne doit pas être pris en excès (100 à 150 grammes par repas); s'il est mal digéré, on le remplacera par du pain grillé ou des biscottes ; le pain complet bien préparé peut être employé au repas du matin, surtout chez les constipés ; il n'en faut pas abuser. Le pain chaud, les croissants, les brioches doivent être supprimés.

Hors-d'œuvre. — *A*) Radis, artichauts crus, melon, céleri en branches, concombres, tomates, salades diverses (laitue, romaine, chicorée, cresson, etc.), au jus de citron.

B) Céleri-rave mariné, choux-rouge mariné, concombre salé.

C) Olives vertes dessalées, betteraves marinées. Huîtres bien fraîches.

Potages. — *A* et *B*) Toutes les bouillies du matin, potages maigres aux légumes divers, crème de potiron, crèmes d'orge, d'avoine, de riz, etc., au bouillon de légumes. Potages maigres aux pâtes, au vermicelle, etc.

C) Bouillon frais, du jour, et potages à base de bouillon.

Légumes. — *A*) Salades cuites (laitue, romaine,

chicorée, endives, scarole, etc.), cresson cuit, arroche, céleri en branche, céleri-rave, fenouil, artichaut, cardons, bettes, concombres cuits, aubergines, courgettes, patissons, potiron, courge, tomate, choux-fleurs, carottes, navets, raves, choux-raves, panais, salsifis et scorsonères, crosnes du Japon, héliantis, topinambours, oignons, poireaux, piments doux, cœurs de palmier.

B) Choux, choux de Bruxelles, brocoli, jets de houblon, épinards.

Asperges, petits pois, haricots verts nouveaux, s'il n'y a pas tendance aux coliques néphrétiques.

C) Haricots et pois mange-tout, champignons.

Les légumes seront simplement cuits à l'eau et additionnés de beurre frais, ou à l'étuvée, sans être blanchis (excepté choux, oignons, poireaux, quand ils ne seront pas tolérés autrement). On peut aussi les accommoder avec une sauce légère (voir ci-dessous). Quantité moyenne : trois à cinq cuillerées.

Légumes et plats farineux. — *A)* Pâtes (macaroni, lazagnes, spaghetti, vermicelle, coquilles, etc., de préférence sans œufs), nouilles fraîches aux œufs, canelloni, ravioli, farcis aux légumes. Gnocchi (à la semoule ou à la farine de blé ou de maïs), gnocchi aux pommes de terre.

Pommes de terre cuites à l'eau, à la vapeur, au four, en purée, en sauce blanche, ignames de Chine, patates, riz à l'eau, au lait, au bouillon de légumes.

B et *C)* Pâtes au gratin, croquettes de riz, de semoule, de pommes de terre, pommes de terre sautées (au beurre végétal), châtaignes, marrons, cerfeuil bulbeux, riz en pilaw, rizotto.

Les pâtes seront (Reg. *A*) cuites à l'eau et additionnées, sur table, d'un peu de beurre frais, et, de temps à autre, de fromage ou de sauce tomate.

Quantité moyenne : trois à quatre cuillerées.

Viandes et poissons. — *B*) Choisir de préférence la viande d'animaux adultes (bœuf, mouton), plus rarement celle d'animaux jeunes (veau, agneau, poulet). Grillades, rôtis, bouillis, sans sauce; ne pas manger la peau des volailles.

Pas de gibier (excepté le perdreau et le faisan *frais*), pas de charcuterie sauf jambon, cru ou cuit. Pas d'abats (Voir p. 10).

Soles, limandes, merlans, barbue, turbot, cabillaud, colin, rouget, brochet, perche, truite de rivière, tanche.

C) Saumon et anguille.

Pas de poissons gras (maquereaux, harengs, sardines), pas de laitances, pas de coquillages (sauf huîtres), pas de crustacés.

Préparer les poissons à l'eau, pochés, grillés, ou frits sous pâte (en ne mangeant pas la pâte frite); pas de conserves. Servir avec beurre frais ou fondu, jus de citron, sauces légères (Voir ci-dessous).

Quantité maxima : 80 à 100 grammes par repas.

Œufs. — A la coque, sur le plat, en omelette, brouillés (sans excès de beurre). N'en pas abuser.

Maximum : deux par repas, trois par jour.

Entremets et desserts. — *A*) Fruits crus ou cuits, marmelades, compotes, tartes à l'anglaise, charlottes aux fruits, pommes meringuées, fromage blanc (sans crème), lait caillé, crèmes liquides ou cuites en pots, œufs à la neige, soufflés, puddings, gâteaux de riz ou de semoule avec jus de fruits; biscuits, meringues, gâteaux secs.

B) Fromage à la crême, petit suisse, crêmes renversées, omelettes aux confitures ou soufflées, pain de Gênes, gâteau de Savoie, madeleines, tartes aux fruits, glaces aux fruits.

C) Fromages peu fermentés (gruyère, hollande, port-salut, camembert, brie, coulommiers), crème fouettée, mousses glacées, parfaits, glaces à la crême.

Eviter les gâteaux feuilletés, les beignets, les gâteaux à la crême cuite (éclairs, Saint-Honoré, choux, mokas), les babas, les brioches, les petits fours, les confiseries, surtout le chocolat.

Sauces et condiments. — Il faut éviter les sauces à base de roux, les sauces grasses (mayonnaise, hollandaise), les sauces épicées. Seront tolérées les sauces légères, sauce blanche au lait, sauce au beurre, avec ou sans jus de citron, sauce béchamel (préparée avec l'eau de cuisson des légumes), la sauce tomate. Il faut éviter tous les condiments violents (poivre en excès, piments forts, pickles, vinaigre fort) on pourra user modérément du bon vinaigre de vin, de moutarde, de sel; on évitera aussi l'abus des épices.

Les boissons. — L'arthritique doit boire abondamment, mais peu à la fois, plutôt en dehors que pendant les repas (une heure avant). L'eau pure ou une eau de table faiblement minéralisée et non gazeuse est la boisson de choix. Les jus de fruits (vins sans alcool), le cidre léger, les vins blancs étendus d'eau sont autorisés; le vin pur ne sera permis qu'exceptionnellement, en petite quantité. Toutes les boissons alcooliques sont interdites. Les infusions (tisanes de camomille, de tilleul, de chiendent, de verveine, de menthe, de feuilles de fraisier ou de cassis) sont recommandables. Le thé léger est permis dans les cas peu graves, le café, le maté, le cacao, le chocolat doivent être exclus du régime.

RÉGIME CHEZ L'ENFANT

Il faut se garder d'entraîner les enfants à manger plus qu'ils n'ont faim ; on peut leur laisser prendre à leur guise des légumes et des fruits, mais il faut rationner les sucreries. On ne devrait jamais donner de viande, ni de poisson aux enfants, avant dix à douze ans. Sous aucun prétexte il ne faut leur donner de vin, ni de boissons contenant de l'alcool ; le thé et le café ne conviennent pas davantage à la jeunesse.

FIN